WIE MAN EINE VOLLSTÄNDIGE NATÜRLICHE ENTGIFTUNG DURCHFÜHRT

TOXINE AUS DER LEBER ENTFERNEN, DEN KÖRPER VOR BEGINN EINER DIÄT ENTGIFTEN, TABAK AUS DEN ARTERIEN VERTREIBEN

Jessy M. Brown

Inhaltsverzeichnis

Einführung Die Detox-Diät

Die Entgiftung erfolgt täglich in unserem Körper.

Unsere inneren Organe, der Dickdarm, die Leber und der Darm, helfen unserem Körper, Gift- und Schadstoffe aus unserem Blutkreislauf und unseren Geweben zu entfernen. Unsere Systeme sind oft mit Abfällen überlastet.

Die gleiche Luft, die wir atmen, und all ihre Schadstoffe sammeln sich in unserem Körper an.

Heutige überarbeitete Lebensmittel und Umweltschadstoffe können unsere empfindlichen Systeme leicht überfordern und dazu führen, dass sich giftige Stoffe in unserem Körper ansammeln.

Detox-Diäten wurden entwickelt, um Ihrem Körper zu helfen, die Anhäufung von Giftstoffen zu beseitigen und Gewicht zu verlieren.

Wenn Sie sich langsam fühlen, häufige Erkältungen haben, Verdauungsprobleme haben oder sich einfach nicht wohl fühlen, können Sie ein Toxizitätsproblem haben. Eine Entgiftungsdiät wird Ihnen helfen, schädliche Stoffe aus Ihrem Körper zu entfernen und Gewicht zu verlieren.

Eine Entgiftungsdiät hilft dem Körper, indem sie die Ausdauer und Energie erhöht und den Verdauungsprozess erleichtert.

Es wird helfen, die geistige Klarheit zu erhöhen und Allergien zu reduzieren. Die meisten Entgiftungsdiäten beinhalten keine seltenen oder ungesunden Lebensmittel, sondern nur frische, vollwertige Lebensmittel wie Obst und Gemüse. Iss viel frisches Obst, außer Grapefruit. Die Enzyme in der Grapefruit stören die einwandfreie Funktion der Enzyme in der Leber, daher sollten sie

nicht während der Entgiftungsdiät
verwendet werden.

Grapefruit sollte nicht während der
Entgiftungsprogramme verzehrt werden,
ist aber ideal für jede andere Zeit.

Frisches Gemüse eignet sich auch hervorragend für die Entgiftung.

Das beste Gemüse zur Entgiftung sind
Brokkoli, Knoblauch, Artischocken, Rüben,
Blumenkohl sowie rotes und grünes
Gemüse. Vermeiden Sie Maisprodukte, da
Mais oft Allergene enthält. Reis ist auch
für eine Entgiftungsdiät geeignet, und
Bohnen, Nüsse und Samen sind ebenfalls
ausgezeichnet.

Trinken Sie viel Wasser.

Sie benötigen etwa 6 bis 8 Gläser pro
Tag, um Ihrem Körper zu helfen, Giftstoffe
zu beseitigen. Ein hydratisierter Körper
hilft den Organen Ihres Körpers, optimal
zu funktionieren. Trinken Sie viel
reines,.... kristallklares Wasser so rein wie

möglich.

Ein einfacher Detox-Diätplan

Ein einfacher Entgiftungsplan kann beinhalten, dass man einige Tage lang kein Fleisch isst. Für einen detaillierteren Plan konsultieren Sie einen Fachmann, was Sie während der Entgiftungsphase bei jeder Mahlzeit essen sollen. Halten Sie sich während Ihres Entgiftungsprogramms von Fleisch fern.

Die Verwendung eines Entgiftungsplans kann helfen, Ihre Gesundheit zu maximieren, Ihr Gewicht zu reduzieren und Ihnen zu helfen, sich energischer und ausgeruhter zu fühlen.

Die Wahrheit, wenn es um die Entgiftung des Körpers in einer Klinik oder sogar einem Spa geht, ist, dass es Sie viel Geld kosten wird. In der Tat kann ein Aufenthalt in einer Entgiftungsklinik bis zu zehntausend Dollar erreichen, je nach den verwendeten Methoden und Behandlungen. Anstatt also so viel Geld für eine Klinik oder sogar ein Spa auszugeben, bevorzugen die meisten Menschen die Heim-Entgiftung als effektive alternative Lösung, die billig ist und auch die Arbeit erledigt.

Einfache Heim-Entgiftung bedeutet, zu kontrollieren, was Sie essen und trinken. Glücklicherweise ist es kein sehr anspruchsvoller Prozess, da keine medizinischen Verfahren involviert sind. Die Entgiftung zu Hause ermöglicht es dem Körper jedoch, sich selbst zu reinigen, und durch den Verzehr spezieller Diäten und deren Ergänzung durch natürliche Therapien können Sie eine Reihe von Vorteilen erfahren, während es keine Nebenwirkungen gibt, um die Sie sich sorgen müssen.

Versuchen Sie eine Entgiftungsdiät für ein paar Tage. Du wirst erstaunt sein, wie leicht es sich anfühlt!

Vorteile der Entgiftung

Scheint ein wenig unangenehm zu sein, wenn Sie entgiften oder aufräumen.

Dein Körper zeigt einige Anzeichen dafür, dass du Giftstoffe angesammelt hast. Diese Toxine können die körperliche Verfassung und Gesundheit des gesamten Körpers beeinträchtigen. Es gibt Zeiten, in denen man sich faul und gestresst fühlt. Ihr Körper kann anhaltende Schmerzen, Durchfall, Verstopfung und ein Gefühl der Unbeholfenheit verspüren. Schnelle Gewichtszunahme und die Unfähigkeit, Übergewicht zu verlieren, können ebenfalls Anzeichen von Giftstoffen im Körper sein.

Darüber hinaus werden im Körper vorkommende Giftstoffe in Fettzellen gefunden und gespeichert. Für Amerikaner, die die übliche amerikanische

Ernährung essen, kann eine Person schließlich 70 Billionen Mülltonnen pro Zelle konsumieren! Bei der Entgiftung des Körpers und der Reinigung unerwünschter Abfälle aus den Zellen sollten Sie auf Ihre Ausscheidungsorgane achten.

Es gibt bestimmte Organe in Ihrem Körper, die mit Zellabfällen umgehen.

Diese Organe spielen eine wichtige Rolle im Entgiftungsprozess für einen gesunden und leistungsfähigen Körper.

1) Ihre Leber ist das Organ, das unerwünschte Chemikalien im Körper recycelt. Es klassifiziert Toxine und leitet sie an das entsprechende Organ zur Ausscheidung während des Kreislaufprozesses weiter. Die wichtigsten Eliminierungsorgane unterstützen die Leber, so dass diese Toxine gespeichert und dann ausgeschieden werden.

2) Lymphdrüsen spielen auch eine wichtige Rolle bei der Ausscheidung von Giftstoffen. Ein Netzwerk von Rohren entfernt überschüssigen Abfall aus den Körperzellen und transportiert ihn zu den Endentsorgungsorganen. Der Blinddarm, Thymusdrüse, Mandeln und Milz sind die wichtigsten Lymphdrüsen, die die wichtigsten Organe des Körpers bei der Reinigung und Entgiftung unterstützen.

3) Die Nieren helfen, das Wasser des Körpers zu verwalten. Sie erhalten die gute Chemie des alkalischen Blutes, indem sie gelöste Säurereste entfernen. Sie können Ihren Nieren helfen, sehr gut zu funktionieren, indem Sie viel Wasser trinken. Es ist viel besser, wenn Sie frische alkalische Säfte und gereinigtes Wasser trinken. Sie können 1/2 Unze Alkaline jeden Tag nehmen, um positive Ergebnisse in Ihrem Körpergewicht zu sehen.

4) Die Lungen sind die Organe, die das Blut gereinigt halten. Sie ermöglichen es, dass Sauerstoff direkt in die Blutbahn gelangt. Es ist auch verantwortlich für die Beseitigung der Abgase, die in jeder Zelle des Körpers vorkommen. Tiefe Atmung und frische Luft sind sehr nützlich, um die Lunge gesund und frei von Giftstoffen zu halten. Wenn Sie sich in einem Stadtgebiet befinden, wird empfohlen, dass Sie ein sauerstoffreiches Gebiet finden, in dem Sie tief durchatmen können.

5) Der Dickdarm ist das Organ der Abfallwirtschaft im Körper. Ärzte haben viele Menschen gefunden, die bis zu 80 Pfund Schleim und gummiartigen festen Abfall an den Wänden des Dickdarms haben können. Die Entgiftung und Reinigung des Dickdarms kann eine sehr schwierige Sache sein. Allerdings kann ein verschwendungsfreier Dickdarm Ihnen sicherlich die guten Vorteile eines sauberen, gesunden Körpers bieten.

Regelmäßige Bewegung zum Gehen

Wenn Sie einige Nebenwirkungen der Entgiftung feststellen, können Sie eine regelmäßige Gehbewegung ausprobieren.

Bewegung ist ein guter Schlüssel zu einem gesunden, fitten Körper.

Trinken Sie viel Zitronenwasser.

Viele Ernährungsärzte empfehlen auch, viel Zitronenwasser zu trinken. Dies ist eine effektive Methode, um eine sehr gute Durchblutung aufrechtzuerhalten und kann die Entgiftungsrate im Körper erhöhen.

Die Entgiftung ist ein wichtiger Faktor für Ihre Schönheit.

Wo ist das wunderbare Produkt, das dich wiederbeleben könnte?

Wie oft hat sich dein Gehirn so langsam angefühlt, dass du nicht einmal klar denken kannst?

Wie oft hast du dich so müde gefühlt, dass schon das Besteigen einer einzigen Treppe dich viel kostet?

Oder was ist mit den Momenten, in denen du dich so "unangenehm" gefühlt hast, dass selbst dein bester Anzug deine Stimmung nicht heben kann?

Du hast jeden bekannten Trick ausprobiert, um dich in Form zu halten, und du hast jedes Regal im Gesundheits- und Schönheitsbereich nach diesem wunderbaren Produkt durchsucht, das dich wiederbeleben könnte, dir aber immer noch nichts Gutes getan hat.

Warum schauen Sie nicht zu Hause und im Produktbereich Ihres Lebensmittelgeschäfts nach?

Wovon ich rede? Ich rede von Entgiftung.

Entgiftung ist nicht nur Schweiß auf dem Boden des Fitnessstudios, oder verhungern!

Es ist ein ganzheitlicher Ansatz für Gesundheit und Schönheit. Sie reicht von Ernährung und Fitness bis hin zu Wohlbefinden. Probieren Sie es für ein Wochenende aus und beginnen Sie die neue Woche mit einer erneuerten und belebteren. Die Entgiftung Ihres Weges zu Gesundheit und Schönheit ist mit ein paar Dingen möglich, die Sie bequem in Ihrem Zuhause finden können. Mit einem

Schwamm oder einer Bürste, duftenden Kerzen, aromatischen Ölen, Kräutertees und einem freien Wochenende, "Zeit für mich", ist alles bereit zur Verjüngung und Erneuerung.

Ein "Time for Me"-Wochenende

Es beginnt an einem Freitag:

Leicht essen (denken Sie an Salate und Früchte).

Denke an Salate und Früchte!

Trinken Sie den ganzen Tag über viel Wasser.

Nachts langsam trocknen - Schwamm oder Pinsel mit langsamen, langen Bewegungen. Bewege dich in eine Richtung: nach oben und zu deiner Leiste. Erfrischen Sie sich mit Tee oder Wasser, dann tauchen Sie ein in ein Bad mit warmem Wasser und Tropfen aromatischem Badeöl. Zünden Sie einige Duftkerzen an, während Sie nach und nach in einer halben Stunde kaltes Wasser hinzufügen, bis Ihr Bad etwas kühlt. Dies ist der Beginn Ihrer neuen Gesundheits- und Schönheitsroutine. Dieser Prozess wird zur Stimulation der Blutgefäße durchgeführt.

Trockne dich ab und kleide dich warm fürs Bett.

Es beginnt am nächsten Tag:

Trinken Sie heißes Wasser mit Zitrone. Machen Sie einen Spaziergang, während Sie einen tiefen Atemzug machen. Nehmen Sie ein Dampfbad oder gehen Sie schwimmen. Du kannst auch deinen Partner oder Therapeuten bitten, dir eine Massage zu geben. Noch einmal, beenden Sie Ihre Gesundheits- und Schönheits-Entgiftung mit einer Trockenmassagebürste und einem Bad.

Verbringen Sie den Sonntag damit, den gesamten Prozess zu erledigen, aber fügen Sie einen weiteren hinzu.

Aktivität

Machen Sie eine Liste von Personen oder Dingen, wie z.B. Ihrem Job, die für Sie giftig sind. Bewerten Sie, wie Sie sie behandeln sollten, um ihre toxische Wirkung zu verringern. Verwöhnen Sie sich danach oder machen Sie Meditationsübungen. Denken Sie jedoch daran, dass Sie möglicherweise übermäßiges Schwitzen, leichte Kopfschmerzen und Ausschläge haben. Dies sind Anzeichen dafür, dass Ihr Körper Giftstoffe freisetzt und dass sie vorübergehend sind.

Die Entgiftung ist effektiv, sicher und billig genug, um Teil Ihrer wöchentlichen Gesundheits- und Schönheitsroutine zu sein. Denken Sie nur daran, dies während Ihrer Periode, Schwangerschaft und Krankheit zu vermeiden.

Schließlich sprechen Sie mit Ihrem Arzt, wenn Sie bei der Entgiftung auf Probleme stoßen.

Wie die Entgiftung Ihrer allgemeinen Gesundheit hilft

Die Toxinwerte steigen jeden Tag mit alarmierenden Raten.

Man denke nur an die wachsende Zahl von Gesundheitsproblemen (wie Krebs, Herz-Kreislauf-Erkrankungen, Fettleibigkeit, Kopfschmerzen, Müdigkeit, anhaltender Husten, Verstopfung, Allergien, etc.) in der heutigen Welt. Toxine gibt es sowohl äußerlich (außerhalb unseres Körpers) als auch innerlich (innerhalb unseres Körpers). Durch die Nahrung entstehen Toxine, wenn es Chemikalien, Pestizide, Lebensmittelsüchtige oder Drogen gibt. Durch die Umwelt sind Luft- und Wasserverschmutzung die Hauptgebiete für Toxine. Wir bekommen diese externen Toxine, wenn wir essen, atmen oder berühren.

Intern produziert unser Körper Toxine als normale Tagesfunktion. So sind beispielsweise das Schwitzen und die Reinigung des Darms wichtige Eliminierungsfunktionen. Ein Körper zerfällt, wenn er aufgrund einer Überlastung mit Giftstoffen nicht in der Lage ist, normale Ausscheidungsprozesse gut zu bewältigen. Dies ist auch der Fall, wenn der Körper anfällig für Bakterien, Hefen und Parasiten wird, die in ihn eindringen.

Die Folgen sind Infektionen und Krankheiten sowie die Unfähigkeit des Körpers, damit umzugehen.

Um zu einer besseren Gesundheit beizutragen, ist es daher wichtig, zu entgiften und zu reinigen.

Wie sehr du entgiften möchtest, hängt wirklich von dir selbst ab und wie "sauber" du deinen Körper haben willst. Tatsächlich ist jede einfache Änderung in Ihrer

Ernährung, die die Ansammlung von Giftstoffen verhindert und beseitigt, hilfreich. Zum Beispiel ist es einfach, acht Gläser gefiltertes Wasser jeden Tag zu trinken.

Auch andere Ernährungsumstellungen können vorgenommen werden, wie z.B. der Verzehr von mehr grünem Blattgemüse und ballaststoffreichen Lebensmitteln. Salate sind ein grünes "Wunder", voller Nährstoffe, essen Sie viele Salate!

Eine drastischere Maßnahme zur Reinigung des Körpers ist das vollständige Fasten.

Das vollständige Fasten hilft, den Organen Ihres Körpers eine dringend benötigte Ruhepause zu gönnen. Tatsächlich glaubte Hippokrates (der "Vater der modernen Medizin"), dass der Körper nicht nur physische, sondern auch chemische Ruhe braucht. Chemischer Rest bezieht sich auf die Rückhaltung von

Nahrung und gibt den Organen des Körpers die Möglichkeit, angesammelte Abfallprodukte abzuführen und sich so zu reinigen.

Bevor Sie sich jedoch einer ernsthaften Entgiftung oder Reinigung unterziehen, wird empfohlen, einen professionellen Rat einzuholen. In einigen Fällen kann es auch zu einer übermäßigen Entgiftung kommen, wenn einige Menschen auf die Spitze gehen und die lebenswichtigen Nährstoffe des Körpers verloren gehen.

Fühlst du dich faul?

Das Versäumnis, die zugrunde liegende Ursache und Behandlung zu finden, kann eine Gefahr für Ihre Gesundheit darstellen.

Ich wage anzunehmen, dass sich die Mehrheit der Bevölkerung regelmäßig etwas langsam fühlt. Wenn du diesen Zustand für eine lange Zeit durchmachst, kannst du anfangen zu fühlen, dass dies zu einer normalen Situation für dich geworden ist, und du gewöhnst dich daran.

Aber die zugrunde liegende Ursache und Behandlung nicht zu finden, kann eine Gefahr für Ihre Gesundheit sein. Wenn Sie sich langsam fühlen, dann ist es ein Warnzeichen, dass etwas nicht stimmt, und eine sofortige Untersuchung ist angebracht, um die Ursache festzustellen. Es kann viele verschiedene Gründe für diesen Zustand geben. Viele der Dinge, die wir jeden Tag tun, vergiften unser System absolut. Wenn Sie Raucher sind, müssen Sie unbedingt entgiften. Da Sie Zeit mit vielen oder mehreren Entgiftungsprogrammen verbringen, haben Sie vielleicht einen Punkt erreicht, an dem Sie leichter mit dem Rauchen aufhören können.

Hier sind einige der Ursachen für die Langsamkeit

1) Die Ernährung ist von großer Bedeutung. Mit all den Pestiziden und

Chemikalien in unserer heutigen Nahrung und nährstoffarmen Böden kann es schwierig sein, die Nährstoffe zu erhalten, die wir für ein gesundes Leben benötigen. Es ist möglich, gute Gesundheit wiederzuerlangen, indem Sie Ihre Ernährung auf Bio-Lebensmittel umstellen, die mehr rohes Obst und Gemüse, weniger gekochte Lebensmittel und Zuckerprodukte enthalten.

Sie können erwägen, gute Ergänzungen zu nehmen, um Nährstoffe zu erhalten, die Sie sonst nicht erhalten würden. Sie können argumentieren, dass Bio-Lebensmittel so teuer sind, aber denken Sie daran; Sie können ein paar Dollar für billigere verpackte Lebensmittel sparen, die mit Konservierungsmitteln, Nitraten usw. beladen sein können, aber was ist der Wert Ihrer Gesundheit?

Wie lange erwartest du, dass dein Körper richtig funktioniert, wenn du abgebauten Kraftstoff darauf verwendest? Du hast gesehen, was es mit einem Auto machen kann. So ist es auch mit deinem Körper. Wenn du dir gesund aussehende Prominente ansiehst, die fit sind, haben sie ein Geheimnis, das du nicht hast. Da ihr Einkommen von ihrer Persönlichkeit und ihrem Aussehen abhängt, sind sie gezwungen, die üblichen Diäten des durchschnittlichen Amerikaners aufzugeben. Sie bewegen sich, essen kleinere Portionen und enthalten viel mehr rohe Lebensmittel, und sie trinken viel Wasser, was das folgende Thema aufwirft.

2) *Dehydrierung!* Ungefähr 80% der Amerikaner sind semi-dehydratisiert und wissen es nicht einmal. Ohne diese wertvolle Flüssigkeit können unsere Körper (2/3 des Wassers) nicht richtig funktionieren. Dehydrierung allein kann zu Faulheit führen. Wenn Sie dehydriert sind, bedeutet das, dass der Wasserspiegel in Ihrem Körper unter dem Normalwert liegt, um eine einwandfreie Funktion zu gewährleisten. Das Management dafür ist es, die Flüssigkeitsaufnahme zu erhöhen.

Das Beste ist nur reines Wasser, etwa 8 Tassen pro Tag. Wenn Ihnen so viel Wasser zu schwer erscheint, können Sie Ihren Wasserverbrauch mit grünen oder pflanzlichen Tees erhöhen.

Diese Tees haben eine positive Wirkung, da sie nicht nur die Wasseraufnahme erhöhen, sondern auch Antioxidantien enthalten, die Ihrem Immunsystem helfen. Also trink und fühl dich besser!

3) Durch schlechte Ernährung, Bewegungsmangel, Viren, Bakterien und Parasiten können Verdauungsprobleme auftreten. Hier haben wir eine ganze Reihe von Problemen zu lösen. Wenn Ihr Körper giftig ist, dann können Ihre Leber und Nieren überlastet sein. Du kannst eine Menge davon mit einer Leber- und Nierenreinigung bewältigen.

Umgang mit Parasiten

Parasiten können sich in jedem wichtigen Organ des Körpers befinden und mehr Probleme als Langsamkeit verursachen. Verwalten Sie den Parasitenbefall zuerst, möglicherweise mit einer pflanzlichen Lösung, die Sie in Ihrem örtlichen Naturkostladen finden, gefolgt von einer Nierenreinigung und dann einer Leber- und Darmreinigung. Dies ist ein von Dr. Hulda Clark empfohlener Kurs. Es gibt viele verschiedene Bereinigungen, die Sie durchführen können. Um das richtige für Sie zu finden, gehen Sie online und geben Sie die Leber- oder Nierenreinigung ein und überprüfen Sie sorgfältig, was das Richtige für Sie ist.

4) Andere Formen der Entgiftung sind Fasten und Einläufe.

- Fasten ist eine jahrhundertealte Naturheilkunde, die bei richtiger Anwendung sehr gut funktioniert.
- Kaffee- oder Zitroneneinläufe eignen sich hervorragend zur Reinigung des Dickdarms von altem oder geschädigtem Stuhl.

• Bestimmte Kräuter können auch zur Reinigung des Dickdarms nützlich sein, wie z.B. heilige Schale (in Maßen), Aloe Vera, Leinsamen und rote Himbeere.

• Hol dir viel Ballaststoffe (mit viel Wasser). Dies hilft, dich regelmäßig zu halten.

• Ein übermäßig giftiger Dickdarm kann schließlich Verunreinigungen in Ihren Blutkreislauf bringen, und das wird Sie definitiv faul fühlen lassen.

5) Es gab im Laufe der Jahre viele Kontroversen über das überschüssige Quecksilber in Ihren Zähnen. Ein Zahnarzt hat mir einmal gesagt, dass, wenn man in den Mund schaut, die Füllungen, die man hat, von außen glatt aussehen können, aber wenn man unter die Füllungen schauen könnte, ist es eine ganz andere Geschichte. Es sieht sehr unregelmäßig aus und Metalle können in Ihr System eindringen.

Das Quecksilber im System ist das giftigste nicht radioaktive Metall im Körper und etwa die Hälfte aller Silberfüllungen sind Quecksilber. Eine Vielzahl von gesundheitlichen Problemen kann auftreten, darunter Schäden an Gehirn, Nieren und Lunge, und wurde sogar mit Autismus in Verbindung gebracht. Sie können durch eine Haar- und Urinanalyse auf Metalltoxizität getestet werden.

- Wenn das Testergebnis positiv ist, können Sie erwägen, sie zu entfernen und durch Goldfüllungen zu ersetzen.
- Doch auch nach dem Austausch kann es Monate dauern, bis der Körper diese Giftstoffe ausscheidet.
- Recherchieren und eine Zahnärztin mit einem ausgezeichneten Ruf finden, die Ersatzfüllungen gemacht hat (Interessanterweise erzählte mir ein Freund, dass seine Mutter seit 20 Jahren Kopfschmerzen hat und dass

sie nach allen Füllungen, die
verändert wurden, keine
Kopfschmerzen mehr hat.

6) Eine relativ neue Technologie ist
herausgekommen, um den Körper zu
entgiften, und das ist mit einem ionischen
Fußbad. Du stellst deine Füße in eine
Wanne mit warmem Wasser und etwas
Meersalz. Ionische Fußbäder arbeiten,
indem sie einen kleinen Strom senden,
der in einem Kreislauf durch den Körper
geht und positiv geladene Ionen erzeugt.

Die hohe Konzentration des Ionenfeldes
haftet an den negativ geladenen Toxinen,
neutralisiert sie und der Körper ist dann in
der Lage, sie durch die etwa 2000 Poren
an den Fußsohlen zu entsorgen. Sie
werden dann in der Lage sein, die richtige
säurealkalische pH-Balance zu erfahren,
wie es die Natur vorgeschlagen hat. Es ist
schmerzfrei und dauert etwa 30 Minuten.
Wasser verändert seine Farbe je nach

Toxizität des Körpers, aber auch durch die Härte oder Weichheit des Wassers, wo immer es sich befindet, geografisch.

Aquarellindikatoren zur Entgiftung von Körperorganen

- Schwarz oder braun, Leber.
- Orange; Gelenke.
- Dunkelgrün; Gallenblase.
- Gelbgrün; die Nieren oder die Harnwege.
- Weißer Schaum; Lymphknoten entwässernd.
- Rote Flecken; Blutgerinnselmaterial.
- Schwarze Flecken; Schwermetalle.

Darüber hinaus wurden unabhängige Studien durchgeführt, die nach 30 Minuten den Gehalt an Schleim, Schwermetallen und Fett im Wasser zeigen.

Helfen Sie, das Gefühl von Langsamkeit und Müdigkeit zu beseitigen.

Wie du sehen kannst, gibt es viele Dinge, die du tun kannst, um das Gefühl der Langsamkeit und Müdigkeit zu beseitigen. Aber wie immer, konsultieren Sie Ihren Arzt, bevor Sie ein Entgiftungsprogramm durchführen.

Verschiedene Arten von Entgiftungsreinigungen

Regime Ihr Körper sollte auf natürliche Weise gereinigt werden, aber die heutigen Diäten machen den Prozess schwierig.

Viele greifen auf die innere Körperreinigung zurück, um Abfallprodukte und Giftstoffe zu entfernen. Eine Entgiftungstherapie soll dem Körper helfen, gespeicherte Toxine zu beseitigen und die an diesem Prozess beteiligten Organe zu stärken.

Darmreinigung

Die Darmreinigung hilft, das Organ zu reinigen, das den Körper bei der Entfernung von Abfall unterstützt. Ein schmutziger Dickdarm kann zu einer Ansammlung von Giftstoffen im Körper und zu Krankheiten führen. Durch den

Einsatz von Kräuterbehandlungen oder Bewässerungstherapie entfernt eine Darmreinigung Giftstoffe und hilft dem Verdauungstrakt, richtig zu funktionieren. Diese Reinigung muss unbedingt vorher durchgeführt werden, damit Rückstände aus anderen Entgiftungsverfahren effizient entsorgt werden können.

Reinigung der Nieren

Seine Nieren reinigen täglich etwa 200 Pints Blut. Eine Nierenreinigung hilft Ihren Nieren, effizienter zu funktionieren. Es beinhaltet in der Regel den Verzehr einer großen Menge an Wasser oder Saft und dann die Beseitigung alles, um die Nieren zu entfernen.

Leberreinigung

Ihre Leber vollendet täglich etwa zwei Dutzend Prozesse für den Körper, und die Reinigung dieses wichtigen Organs hilft der Leber, das Immunsystem und die Verdauungsfunktionen des Körpers zu unterstützen. Es gibt mehrere

Ergänzungen und Programme zur
Leberreinigung.

Lungenreinigung

Die Reinigung der Lunge ist auch für die
Gesundheit wichtig. Amerikanische Diäten
mit hohem Milchproduktanteil produzieren
oft Lungenfettgewebe. Die Reinigung der
Lunge lindert dieses Problem.

Hautreinigung

Schließlich setzt die Reinigung der Haut
Giftstoffe frei, die in den Fettschichten
direkt unter der Haut enthalten sind. Die
meisten werden mit Kräutern, Saunen und
Schwitzhütten hergestellt.

"Sauber" und leichtgängig

Die Reinigung Ihres Körpers von
Giftstoffen ist eine gute Möglichkeit, Ihre
Systeme "sauber" und reibungslos zu
halten. Die Ergebnisse sind es wert:

Verbessert das Immunsystem

Aufhellung des Hautbildes

Besser schlafen

Akne-Heilung

Heilung von Verstopfung

Verschwinden von unangenehmen Körpergerüchen

... Um nur einige zu nennen! Kurz gesagt, Sie werden überrascht sein von den Bedingungen, die geklärt werden!

Hier sind einige Ideen für eine Entgiftungsdiät.

Es gibt mehrere Arten von Entgiftungsdiäten

Es gibt einige, wo man nur Obst und Gemüse essen kann. Diejenigen, bei denen man nur "saubere" Lebensmittel essen kann und die, bei denen man nur Obst und Gemüsesaft trinken kann, und sogar die extremsten, bei denen man nur Wasser trinken kann.

Sie können auch spezielle Reinigungen durchführen, die speziell für bestimmte

Körperregionen wie Leber, Nieren, Blut oder Lunge entwickelt wurden. Die meisten Entgiftungsdiäten beinhalten jedoch nur die Reinigung des gesamten Körpers.

Eine Probe einer siebentägigen Entgiftungsdiät, die Sie ausprobieren können.

Erstens ist es wichtig, dass Sie während einer Entgiftung regelmäßig Stuhlgang haben, da dies die Wahrscheinlichkeit verringert, dass die Giftstoffe vom Körper wieder aufgenommen werden. Eine gute Möglichkeit, um sicherzustellen, dass Sie regelmäßig beseitigen, ist die Einnahme von 2 Esslöffeln Leinsamen, die morgens in Zitronenwasser gemahlen werden, und das Trinken von Zitronenwasser den ganzen Tag über. Leinsaat versorgt den Körper mit Ballaststoffen und Zitronenwasser hat eine leicht abführende Wirkung.

Es ist auch wichtig, genügend Flüssigkeit

in einer Reinigung zu trinken. Sie sollten versuchen, mindestens 8 Gläser Wasser pro Tag einzuschließen, um sicherzustellen, dass Sie die Toxine eliminieren können.

Ein Beispiel für ein Menü einer Entgiftungsdiät.

Dies ist eine Diät, die einige Lebensmittel erlaubt, da sie für Anfänger einfacher ist.

Denken Sie daran, dass Sie dies an Ihre Bedürfnisse und Vorlieben anpassen können.

IN RÜCKKEHR

1/2 Zitrone gepresst in einem Glas warmem Wasser

1 Esslöffel Bentonitton und 1 Esslöffel gemahlener Leinsamen in einem Glas Wasser.

FRÜHSTÜCKFEST

Frühstücksshake auf Basis von Birnen-,

Reismilch- und Reisproteinpulver

Ergänzungen: Vitamin C

MOCADILLOS

Apfelsaft mit Wasser verdünnt

Wasser

Gemüsebrühe

Nahrungsergänzungsmittel: Mariendistel

Sellerie- und Hummusstäbchen

MITTAG

Gemüsesuppe mit Brocken aus
Gemüsebrühe und Gemüse nach Wahl

Gedämpfter Brokkoli mit Sesamsamen
und Rüben, bestreut mit Zitronensaft über
Vollkornreis.

Apfelmus

Ergänzungen: Multivitamin

MOCADILLOS

Löwenzahn Wurzel Tee

Karottenstangen mit Hummussauce

Wasser

Ergänzungen: Mariendistel

DINNER

Linsen mit Curry auf Quinoa

Salat mit gemischtem Gemüse, rotem Paprika, Artischocken und Sprossen, besprüht mit Knoblauchsalatdressing, Zitronensaft und Olivenöl.

Gemüsebrühe

VOR DEM SCHLAFENGEHEN

1 Esslöffel Bentonitton und 1 Esslöffel gemahlener Leinsamen in einem Glas Wasser.

Dies kann bis zu sieben Tage lang verfolgt werden.

Entspannen Sie sich und genießen Sie Ihre Reinigungszeit, und denken Sie daran, vorsichtig zu sein, denn obwohl Sie erwarten sollten, dass Sie sich langsam

und leicht krank fühlen, sollten Sie, wenn
Sie sich sehr krank oder müde fühlen,
Ihren Arzt aufsuchen.

Ein zusätzlicher Plan

Ein Detox-Diätplan ist nicht auf Gewichtsabnahme ausgerichtet.

Sein Ziel ist es, den Körper zu reinigen und zu revitalisieren, indem es natürliche biologische Lebensmittel, Kräuter und einfache Übungen kombiniert, um den Körper von angesammelten Giftstoffen zu reinigen. Im Laufe der Zeit führt der Verzehr von verarbeiteten Lebensmitteln, nicht-vegetarischen Lebensmitteln und Zucker zu einer Verstopfung der Innenwände des Dickdarms mit Ablagerungen.

Dies führt zu einer Überlastung der inneren Reinigungsorgane wie Leber und Nieren. Sie werden langsam, so dass Giftstoffe und Bakterien wieder in den Kreislauf gelangen, anstatt durch Kot, Urin oder Schweiß vollständig ausgeschieden zu werden.

Diese Toxine verursachen Müdigkeit, Infektionen der Haut und anderer Organe, Migräne, Blähungen, Sodbrennen, Verstopfung und viele andere schwere Krankheiten. Ein regelmäßiger Entgiftungsplan kann den Körper von angesammelten Giftstoffen befreien und zu einem aktiven, krankheitsfreien Leben führen. Eine Entgiftung ist für Kinder nicht geeignet! Allerdings, eine ausgezeichnete Ernährung mit natürlichen Lebensmitteln gefüllt, die in einer Entgiftungsdiät gefunden werden, sind sehr geeignet!

1 Tag Entgiftungsplan

Diese Diät ist nichts für Diabetiker, Patienten mit niedrigem Blutdruck, Magersüchtige oder Jugendliche, da sie nicht genügend Energie für ihre körperlichen Aktivitäten liefert. Es kann eine einwöchige Diät mit rohen organischen Flüssigkeiten, Obst und Gemüse sein, um das System zu reinigen.

Nach und nach andere Lebensmittel wieder einführen, aber auf nicht-vegetarische und verarbeitete Lebensmittel verzichten. Bestimmte natürliche Kräuter können ebenfalls verwendet werden. Dies ist ein einfacher und schneller Weg, um Ihr System zu revitalisieren, nach einem Binge oder einem Übermaß an Genuss.

MORGENSCHAFT

- Ein Glas Granatapfelsaft (das stärkste natürliche Antioxidans).
- Einige Mandeln (Quelle von Öl und Proteinen).
- Snack am Vormittag
- Eine Schüssel brauner Reis (eine Quelle von Vitaminen und Mineralien in Kohlenhydraten).
- Ein wenig Tofu (Protein).
- Mittagessen
- Ein Glas Granatapfelsaft.
- Eine große Portion gemischter grüner Salat (liefert essentielle

Nährstoffe und Masse), bestreut mit einem Teelöffel Olivenöl oder Essig.

> Mittagssnack
> Ein Glas Granatapfelsaft.
> Eine Handvoll Mandeln.
> Abendessen
> Ein Glas Granatapfelsaft.
> Eine große Schüssel brauner Reis.
> Trinken Sie mindestens 8-10 Gläser Wasser pro Tag.

Diese Entgiftungsdiät versorgt Sie mit 1200 Kalorien und einer gesunden Ernährung, um innerhalb von 24 Stunden Giftstoffe aus Ihrem Körper zu entfernen. Es kann Ihnen helfen, etwa 600 Gramm Körpergewicht zu verlieren und, wenn es regelmäßig einmal pro Woche angewendet wird, wird Ihr Körper gesund und aktiv bleiben.

Entgiften Sie Ihren Körper und bauen Sie ein starkes, gesundes

Immunsystem auf.

Ein natürlicher Prozess, durch den Ihr Körper geht.

Die Entgiftung ist ein natürlicher Prozess, den Ihr Körper durchläuft und der Verschwendung, die als Toxine bekannt ist, beseitigt. Unter normalen Bedingungen ist unser Körper so konzipiert, dass er diese Giftstoffe über die Leber, Nieren, das Lymphsystem, die Haut usw. ausscheidet.

Es gibt viele Gründe, warum die Entgiftung so wichtig ist.

In diesen Zeiten gibt es das Problem unserer chemischen Umwelt durch Luft- und Wasserschadstoffe. Es gibt auch die Tatsache, dass der größte Teil unserer Lebensmittel mit Pestiziden angebaut wird, um Insekten- und Bakterienbefall zu reduzieren und so höhere Erträge zu erzielen. Alles, was Sie tun müssen, ist, in den Supermarkt zu gehen und die Etiketten zu lesen, um zu sehen, wie viele

Farb- und Konservierungsmittel Sie jeden
Tag essen.

Schritt zurück in die Vergangenheit

Wenn du einen Schritt zurück in die
Vergangenheit machen müsstest (sogar
nur 30 bis 40 Jahre), würdest du
erkennen, wie unterschiedlich wir damals
gegessen haben. Wenn Sie keine eigenen
Bio-Lebensmittel anbauen würden, wären
Sie wahrscheinlich täglich zu Ihrem
Metzger gegangen und hätten frisches,
hormonfreies Fleisch gekauft und dann auf
den Markt gegangen, um frische,
biologische Produkte zu kaufen.

Das Wort "Bio" war wahrscheinlich
nichts, was damals mit Lebensmitteln in
Verbindung gebracht worden wäre. Du
hättest das Wort mit einem
Biologieunterricht verbunden.

Heute fehlt es uns stark an Nährstoffen.

Die Luft, die wir ständig atmen, ist ein

wenig verunreinigt. Wir trinken fruktosereiche Getränke, essen viel Konserven und verbrauchen eine unglaubliche Menge an Natrium. Ich sage nicht, dass wir nie so essen, weil wir alle gerne von Zeit zu Zeit verwöhnen, aber wenn wir eine normale amerikanische Ernährung mit hohem Gehalt an Salz, Zucker und Konservierungsmitteln sowie Konserven essen, dann tun wir uns vielleicht einen schlechten Dienst. Es mag sich voll anfühlen, aber es fehlen viele Nährstoffe.

Es gibt mehrere Dinge, die du tun kannst, um die Toxizität rückgängig zu machen.

Es ist fast unmöglich, völlig frei von allen Schadstoffen in unserer Umwelt zu sein, aber alles, was Sie tun können, um Ihren Körper von der Ansammlung von Toxinen und Unterernährung zu befreien, sollte für Ihre Gesundheit von Vorteil sein.

Heiße Bäder oder Sauna

Leber- und Nierenreinigung sind ausgezeichnet, aber wenn Sie nicht dazu neigen, dann gibt es andere Lösungen.... wie ein halbstündiges heißes Bad oder das Schwitzen von Giftstoffen in der Sauna.

Sauber

Wenn Sie sich gezwungen fühlen, diese Reinigungen durchzuführen, dann stellen Sie sicher, dass Sie gut gegessen und bis zu 8 Gläser Wasser getrunken haben, damit Ihr Blutzuckerspiegel nicht sinkt und Sie während des Prozesses gut hydratisiert bleiben. Auf diese Weise verliert es nicht nur Giftstoffe, sondern auch Wasser, Salz und Kalium, was zu Schwindelgefühlen führen kann.

Kräutertees

Es gibt einige große Kräutertees, die Sie regelmäßig trinken können, die auch den Körper sanft reinigen, befeuchten, antioxidative Eigenschaften haben und helfen, Giftstoffe zu beseitigen. Es ist eine warme und erfrischende Art, sich zu entspannen und dem Körper Gutes zu tun.

Obst- und Gemüsesäfte

Obst- und Gemüsesaft ist ein fantastischer Weg, um mehr Nährstoffe in den Körper zu bekommen, denn Sie erhalten die Integrität der Nährstoffe. Wenn Sie das Gemüse in einen kochenden Topf geben, dann haben Sie Nährstoffverlust. Das nennt man Bleichen und all die Güte kommt ins Wasser. Wenn Sie das Essen überkochen und dann das Wasser ausspülen, dann sind Ihre Nährstoffe einfach in den Abfluss gefallen, und Sie nehmen den Rest der weiß gewordenen Schale auf.

Roh oder mit Saft ist der richtige Weg!

Es ist ratsam, Ergänzungsmittel einzunehmen, die das Immunsystem stärken.

Da wir einen nährstoffarmen Boden haben, ist es ratsam, Nahrungsergänzungsmittel einzunehmen, die Ihr Immunsystem stärken, wie z.B. Q-10, und die Vitamine A, D, E, C und B. Spurenelemente und Elektrolyte sind notwendig, um unsere Systeme in Form zu halten. Vermeiden Sie zuckerhaltige Sportgetränke, sondern erhalten Sie stattdessen hochwertige Elektrolyte in einem Bioladen.

Wenn nichts anderes, dann erhalten Sie mindestens ein gutes multivitamin, um tägliches zu nehmen.

Hast du Kopfschmerzen? Bist du müde?

Sind Sie übergewichtig oder müde, haben Sie Kopfschmerzen, andere Schmerzen, häufige Erkältungen und Grippe, Verstopfung oder Verdauungsprobleme, Bluthochdruck, prämenstruelles Syndrom, Allergien oder Empfindlichkeiten, trinken Sie oft zu viel Alkohol, trinken koffeinhaltige Getränke, rauchen Sie Zigaretten, nehmen Sie rezeptfreie oder Freizeitdrogen oder essen Sie schnelle, frittierte oder raffinierte Lebensmittel?

Entgiftung zur Rettung

Unser Körper verfügt über ein natürliches Entgiftungssystem (bestehend aus Verdauungstrakt, Harnwegen und Leber), das hilft, alle Chemikalien zu verarbeiten, die das moderne Leben auf

Sie wirft. Diese Chemikalien werden als "Toxine" bezeichnet, sie sind im Grunde genommen Gifte, die schädliche Auswirkungen auf den Körper haben. Nicht nur Alkohol und Tabak sind mit Giftstoffen belastet, auch Pestizide und Lebensmittelzusatzstoffe, Koffein und Umweltverschmutzung spielen eine wichtige Rolle.

Vorteile einer Entgiftungsdiät

Es wird angenommen, dass Entgiftungsdiäten chronische Krankheiten wie Arthritis, Herzerkrankungen und Krebs verhindern.

2. Menschen, die eine Entgiftungsdiät ausprobieren, stellen oft fest, dass sie Toxizitätssymptome wie Müdigkeit, Gelenkschmerzen, Kopfschmerzen, Schmerzen, prämenstruelles Syndrom, ungesunde Haut, schlechte Konzentration, Angst und Reizbarkeit, häufige Erkältungen, Sodbrennen, Verstopfung und Gas verbessern kann.

3. Entgiftungsdiäten können als Teil eines überwachten Behandlungsplans für chronische Krankheiten wie Autoimmunerkrankungen, multiple chemische Empfindlichkeiten, Fibromyalgie, chronisches Fatigue-Syndrom, Verdauungsstörungen, Herzerkrankungen und Arthritis empfohlen werden.

Entgiftungstipps

➢ Lösen Sie Ihre tägliche Entgiftungszeit von jeder Kneipe, jedem Club, Restaurant oder Party. Betrachten Sie es als eine Gelegenheit, all die Dinge zu tun, die Sie nie erreichen, wie z.B. den Besuch von Museen und Galerien - dann können Sie sich am Ende doppelt zufrieden fühlen, wenn Sie nicht nur gesünder, sondern auch gebildeter sind.

➢ Trinken Sie viel Wasser, um eine Austrocknung zu vermeiden.

➢ Nehmen Sie Mariendistel, um diese Vorteile zu optimieren; sie enthält Silymarin, das die Leber vor Schäden schützt.

Entgiftung von Geist und Körper:

Spezielle chiropraktische Behandlungen für Drogenabhängige haben sich als sehr erfolgreich erwiesen, um diejenigen zu stabilisieren, die sich von Drogen und anderen Suchtverhaltenen zurückziehen.

Mind-Body Detox wird von wissenschaftlichen und medizinischen Fachleuten und deren Publikationen auf der ganzen Welt anerkannt. Chiropraktiker, die Aktivierungsmethoden zur Behandlung von Krankheit, Schmerz und sogar Sucht einsetzen, werden von Süchtigen gesucht, die ihre Sucht überwinden wollen. Der Entgiftungsprozess zwischen Geist und

Körper aktiviert sanft die Bewegung - ohne die Knochen zu sprengen -, was die Lustrezeptoren des Gehirns stimuliert und die Emotionen positiv beeinflusst.

Saft-Fasten

Sind Sie durch die Überlastung gestresst?

Aufgrund der hoch verarbeiteten Lebensmittel, die wir essen, und der verunreinigten Luft, die wir atmen, sammelt unser Körper Giftstoffe an. Der Körper tut alles, was er kann, um Giftstoffe zu eliminieren, aber am Ende wird er wegen der Überlastung gestresst. Symptome wie chronische Kopfschmerzen, Hautallergien, vorzeitiges Altern, etc. beginnen sich zu manifestieren.

Was können wir tun, um unserem kranken Körper zu helfen? Probieren Sie Saftfasten als sicheren Weg zur

Entgiftung!

Es wurden viele Studien über die positiven Auswirkungen des Saftfastens durchgeführt. Wir können unsere Lebenserwartung erhöhen, biochemische Ungleichgewichte behandeln, unseren Cholesterinspiegel senken, Allergien, Akne, etc. behandeln.

Beim Saftfasten kann sich das Immunsystem mit Hilfe von Ausscheidungsorganen (Leber, Bauchspeicheldrüse, Gallenblase, Nieren, Darm, Haut, etc.) auf die Ausscheidung von Giftstoffen konzentrieren, indem es dem Körper eine Pause von Nahrung und Verdauung einräumt.

Ein längeres Fasten (3 weitere Tage)

Während eines längeren Fastens (mehr als 3 Tage) beginnt der Körper, sein eigenes Gewebe durch Autolyseprozess auf diskriminierte Weise zu verbrennen und zu verdauen. Es bricht zuerst zusammen und verbrennt diejenigen

Zellen und Gewebe, die krank, beschädigt, gealtert oder tot sind (Tumore, krankhafte Zellen, Abszesse, überschüssiges Fett, etc.). Der Magen schrumpft und wird weniger sauer.

Dann werden bestimmte Entgiftungssymptome erlebt, z.B. Akneausbrüche, Müdigkeit, Kopfschmerzen, da der Körper seine Giftstoffe ausscheidet. Diese Symptome sollten gelindert werden und wir werden ein neues Gefühl von Gesundheit und Wohlbefinden verspüren!

Du kannst fast jedes Obst und Gemüse entsaften, das du roh essen kannst.

Gemüse, das gut zum Entsaften geeignet ist, sind Tomaten, Gurken, Sellerie und Karotten.

Kombinationen aus Obst und Gemüse schmecken köstlich.

Zum Beispiel ist Apfel- und Karottensaft eine gute Mischung. Eine weitere gute

Kombination ist Apfel, Sellerie und Tomate. Bei Obst- und Gemüseschalen sollten Sie diese schälen, besonders wenn Sie vermuten, dass sie besprüht wurden. Wenn Sie Bio-Früchte verwenden können, wird dies viel besser sein. Mit gefiltertem oder destilliertem Wasser spülen.

Wie stellt man Saft her?

Es wird empfohlen, Ihren Saft 50/50 mit Wasser zu verdünnen, besonders wenn Sie Früchte verwenden und der Saft zu süß ist. Verwenden Sie, wenn möglich, destilliertes Wasser zur Verdünnung.

Der Saft muss frisch zubereitet werden!

Denken Sie daran, dass Sie keinen frisch hergestellten Saft aus einem Lebensmittelgeschäft oder irgendeinen Saft aus einer Verpackung kaufen können, ungeachtet dessen, was auf dem Etikett steht. Jeder Saft in einem Karton, einer Dose oder einer Flasche wurde zur Konservierung wärmebehandelt. Der Saft muss frisch zubereitet werden! Je länger der Saft draußen bleibt, desto weniger rohe und frische Lebensmittelenzyme enthält er. Das bedeutet, dass Sie einen Laden finden können, der es kurz vor dem Trinken zubereitet, oder Sie können selbst einen Entsafter benutzen.

8 Vorteile für das Saftfasten

Säfte haben viele Vorteile, vor allem, wenn Sie sie selbst zubereiten:

8 Vorteile des Saftfastens

1. frisch getrunken, ist der Saft voll von lebenden Enzymen, die dem Körper helfen.

2. Im Gegensatz zum Auspacken ist der Saft frisch und nicht pasteurisiert. Die Pasteurisierung hat ihre Vorteile, hat aber zu ernährungsbedingt toten Lebensmitteln geführt. Während der Pasteurisierung wird hohe Wärme genutzt, die die lebenswichtigen Nährstoffe im Saft zerstört.

3. Sie essen mehr Gemüse, wenn Sie trinken, als wenn Sie essen. Wie du wahrscheinlich schon erlebt hast, ist es nicht immer möglich, so viel Gemüse zu essen, wie du willst. Das Trinken von frischem Gemüsesaft hilft, dieses Problem zu lösen.

4. Die Verdauung und Aufnahme von Pflanzennährstoffen ist viel einfacher. Dein Körper ist in der Tat wie eine Presse. Wenn Sie Sellerie essen, verdaut Ihr Körper sie, indem er den Saft für die Ernährung extrahiert. Die Ballaststoffe werden durch den Dickdarm und den Stuhl ausgeschieden. Wenn Sie jedoch Saft trinken, haben Sie den Saft bereits für den Körper extrahiert, was dessen Aufnahme erleichtert. Allerdings ist es nach wie vor wichtig, ganzes Gemüse und Obst zu essen, da auch eine gewisse Menge an Ballaststoffen benötigt wird.

5. Das Fasten ruht auf dem

Verdauungssystem. Da frische Frucht- und Gemüsesäfte wenig Verdauung benötigen, nehmen sie sich schnell in den Körper auf. Die meisten der 10% der Körperenergie, die normalerweise an der Assimilation, Verdauung und Ausscheidung beteiligt sind, werden freigesetzt: Das Endergebnis? Du spürst ein Gefühl von neuer Energie nach dem Fasten.

6. Das Fasten hilft auch, toxische Stoffe - Fette, abnormale Zellen und Tumore - abzubauen und befällt erkrankte Gewebe und deren Zellprodukte.

7. Darüber hinaus wird das Wachstum neuer Zellen während des Fastens stimuliert und beschleunigt, da die benötigten Proteine aus abgebauten Zellen (während der Autolyse) neu synthetisiert werden. Das Lesen von Serumalbumin, d.h. der Proteinspiegel im Blut, bleibt während des Fastens konstant und normal, da der Körper die Proteine und andere Nährstoffe, die bei Bedarf gespeichert werden, sehr intelligent nutzt.

8. Saftfasten ist ein viel milderer Entgiftungsprozess als das Fasten im Wasser. Für ein schnelles Saftfasten sollte eine große Vielfalt an Obst und Gemüse in Kombination verwendet werden, da dies zur Verbesserung der Gesundheit während des Fastens notwendig ist. Auf diese Weise erhält der Körper seine täglichen Kalorien aus leicht verdaulichen Säften im Vergleich zu dem schnelleren Extremwasser. Daher ist die Freisetzung von Giftstoffen aus Fettzellen in einem schnellen Saft milder und allmählich.

Unglaubliche Saftrezepte zum Fasten

Alles, was Sie brauchen, ist ein Entsafter!

Saftfasten gewinnt an Popularität als eine gute Möglichkeit, um zu entgiften. Viele Menschen sind daran interessiert, Giftstoffe aus ihrem Körper zu entfernen, um ein gesünderes Leben zu führen. Wenn sich Giftstoffe im Körper ansammeln, fühlen sie sich langsam an und haben auch ein mangelhaftes Immunsystem. Saftfasten, als Reinigungsmethode, kann Menschen helfen, eine bessere Gesundheit und mehr Energie zu erreichen.

Es ist sehr einfach zu machen, da die Früchte leicht zu erhalten sind und alles, was zusätzlich benötigt wird, ist ein Entsafter.

Wenn du ein Anfänger bist.

Für einen Anfänger ist es wichtig, langsam zu beginnen und es einen Tag lang auszuprobieren. Indem Sie auf Saft fasten, beschränken Sie Ihren Konsum auf Säfte. Fruchtsäfte sind reich an Zucker, wenn Sie also Diabetiker sind oder Ihre Zuckerzufuhr kontrollieren müssen, sollten Sie vorsichtig sein, wenn Sie versuchen, mit Fruchtsäften zu fasten. Jeder, der zu fasten beginnt, sollte immer zuerst mit seinem Arzt sprechen. Trinken Sie auch keinen Saft auf nüchternen Magen über einen längeren Zeitraum, z.B. mehr als 3 Tage, es sei denn, Ihr Arzt stimmt zu, dass es für Sie sicher ist, dies zu tun.

Auf den folgenden Seiten finden Sie Beispiele für Rezepte, die Ihnen helfen können, sich ein Bild von Obst- und Gemüsekombinationen zu machen, die Sie gemeinsam verwenden können.

Rezept 1: *Gemüsesaft-Kombination*

Gemüsesaft-Kombination

2 Blatt Mangold

1/2 Rote Beete

2 oder 3 Zweige Brunnenkresse

3 Karotten

1 Stangensellerie

Mit gefiltertem oder destilliertem Wasser waschen, schneiden und in den Mixer geben.

Rezept 2: *Karotten- und Apfelsaft*

Karotten- und Apfelsaft

2-3 Grüne Äpfel

1 Karotte

Frische Basilikumblätter

Mit gefiltertem oder destilliertem Wasser waschen, schneiden und in den Mixer geben.

Rezept 3: *Karotte - Gemüsesaft*

Karotte - Gemüsesaft

Eine Handvoll Löwenzahnblätter.

1 Blattkohl

4 Karotten

Blätter aus frischer Minze, Basilikum
oder Koriander

Mit gefiltertem oder destilliertem Wasser
waschen, schneiden und in den Mixer
geben.

Rezept 4: Pfirsichsaft

Pfirsichsaft

2 oder 3 Pfirsiche

Mit gefiltertem oder destilliertem Wasser
waschen, schneiden und in den Mixer
geben.

Es gibt viele verschiedene Arten von Saft Fasten. Einige Diäten erfordern Fruchtsäfte, während andere weniger zuckerhaltige Gemüsesäfte verwenden. Sie können sich jederzeit Ihre eigene, einzigartige Kombination von Diätrezepten für Obst- und Gemüsesäfte ausdenken!

Wie kann man Krebs durch eine Entgiftungsdiät verhindern?

Krebs ist heute sehr verbreitet.

Es kann ein geliebter Mensch, ein Verwandter oder Ihr Nachbar sein, der Krebs hat und jetzt verzweifelt versucht, eine Heilung für den Krebs zu finden. Eine Heilung zu finden, wenn bei Ihnen bereits Krebs diagnostiziert wird, ist definitiv schwieriger und herzzerreißender als gute Gewohnheiten zur Krebsvorsorge anzunehmen. Zu lernen, Krebs zu verhindern, ist eine Notwendigkeit für jeden, denn Krebs diskriminiert nicht, jeder kann ihn bekommen.

Um Krebs zu behandeln und zu verhindern, werden täglich neue Ideen auf den Markt gebracht.

Aber alle basieren auf einem gesunden Lebensstil. Nach einer Entgiftungsdiät ist eine neue Form der Krebsvorsorge, die wirklich angelaufen ist.

Krebsprävention ist möglich, wenn Sie Ihren Körper gesund und frei von Giftstoffen halten.

Gesund zu essen ist immer ratsam, egal mit welcher Krankheit man zu kämpfen hat. Der Grund dafür ist, dass gesunde Lebensmittel Vitamine enthalten und Eigenschaften haben, die Ihren Körper besser arbeiten lassen. Ein Körper, der richtig und effizient funktioniert, bleibt gesünder.

Übung

Das bringt uns zum Training. Bewegung hilft dem Körper, Fett zu verbrennen und die Muskeln zu straffen. Es hilft auch, das

Herz und die Lunge besser funktionieren zu lassen, das Blut besser fließen zu lassen und die Verschwendung durch den Körper richtig zu transportieren. Die Aufrechterhaltung eines gesunden Lebensstils bereitet Ihren Körper auf die Gesundheit vor.

Eine Entgiftungsdiät

Eine Entgiftungsdiät hilft den Organen Ihres Körpers, auf ihrem optimalen Niveau und ohne Blockaden zu arbeiten. Hilft, Giftstoffe aus dem Körper zu entfernen und Abfälle effizienter zu beseitigen. Ein Entgiftungsprogramm beinhaltet in der Regel viel Ballaststoffe und Wasser und gibt den Organen Ihres Körpers eine Pause. Ballaststoffe helfen Ihrem Körper, Verschwendung zu eliminieren und geben Ihrem System die Möglichkeit, Lebensmittel besser zu verdauen.

Das wiederum gibt dir mehr Energie. Wasser hat eine allgemeine Wirkung auf das Energieniveau und die

Funktionsfähigkeit des Körpers. Anstatt zu lassen, dass sich Abfälle ansammeln und viele Probleme verursachen, entfernt die Entgiftungsdiät Abfälle aus Ihrem Körper und setzt Ihren Darm frei. Einfach ausgedrückt, ermöglicht die Entgiftungsdiät, dass Ihr Dickdarm wieder an die Arbeit geht und Ihr Dickdarm wieder optimal funktioniert. Ein Dickdarm, der nicht funktioniert, kann nur zu Krebs führen.

Nicht alle Krebsursachen sind bekannt, aber sich die Zeit zu nehmen, in der Krebsvorsorge gesünder zu sein, kann viel für Ihre Gesundheit und Ihre Zukunft tun.

Welche Nebenwirkungen hat die Entgiftung?

Unser Körper ist in der Lage, Chemikalien selbstständig zu entgiften.

Viele Experten glauben jedoch, dass sich die enorme Anzahl von Chemikalien, die wir täglich über Nahrung, Wasser und die Umwelt aufnehmen, ansammeln kann.

Toxische Ladung oder Körperladung

Die Anhäufung, die als toxische Last oder Körperlast bezeichnet wird, kann die Fähigkeit des Körpers zur Entgiftung überfordern und zu hormonellem Ungleichgewicht, Nährstoffmangel und ineffizienten Stoffwechsel führen.

Welche Nebenwirkungen kann eine Entgiftungsdiät haben?

Einige Menschen können Kopfschmerzen, Akne, Gewichtsverlust oder Müdigkeit während der Entgiftung erleben. Diese Symptome lassen in der Regel nach wenigen Tagen nach. Aus diesem Grund nehmen sich viele Menschen eine Auszeit von der Arbeit, um an einem Freitagabend eine Entgiftung oder Diät zu beginnen.

Ersetzen Sie Ihre größten Schraubstöcke

durch gesündere Alternativen.

Denken Sie daran, dass Ihre Organe von jeder Art von Ruhe profitieren werden, so dass Sie sich immer für eine Zwischenoption entscheiden können, bei der Sie Ihre größeren Schraubstöcke durch gesündere Alternativen ersetzen.

Nebenwirkungen der Entgiftung

1. viele Menschen haben zu Beginn einer Entgiftung Kopfschmerzen, da sich ihr Körper an die dramatische Reduzierung ihrer täglichen Gifte anpasst. Deshalb lohnt es sich, die Hauptschraubstöcke langsam zu schneiden, bevor Sie beginnen;

2. deine Energie kann abnehmen, bevor du aufstehst, also lohnt es sich, das Programm an einem Wochenende zu starten, damit sich dein Körper anpassen kann. Koffeinhaltige Getränke trinken? Die meisten Amerikaner tun das. Und mit dem

Stress unserer Gesellschaft ist es schwer, es nicht zu tun. Selbst wenn Sie nicht bereit sind, für immer mit dem Rauchen aufzuhören, kann eine Frühlings- und Herbstentgiftung Ihrer Leber eine Chance geben, sich von der täglichen Entgiftung des ganzen Koffeins zu erholen, und das kann enorme körperliche Vorteile in Form von mehr Energie, besserem Schlaf und weniger Stress.... haben, was wiederum auch eine deutliche Reduzierung des Koffeins nach der Entgiftung ermöglichen kann.

Frisches Obst

Genießen Sie all die frischen Früchte. Nochmal..... Vorsicht mit der Grapefruit! Eine Verbindung in der Grapefruit namens Naringin kann die Entgiftungsenzyme der Leber signifikant hemmen und sollte während der Entgiftungsdiäten vermieden werden.

Fazit: Wirtschaftliche Gesundheit

Ernste sozioökonomische Probleme?

Können Sie mir sagen, was das häufigste Problem junger Amerikaner heute ist?

Nun, die meisten von Ihnen werden ihr Gehirn mit ernsten sozioökonomischen Problemen füllen, während in Wirklichkeit die degenerierte Gesundheit der heutigen Generation zu einem Anlass zur Sorge geworden ist, nicht nur bei den medizinischen Behörden, sondern auch bei den Sozialwissenschaftlern. Die Ähnlichkeiten sind erschreckend.

Degeneration der Gesundheit in den USA

Sie fragen sich vielleicht, warum es Sozialwissenschaftler stört, denn die

Verschlechterung der allgemeinen Gesundheit der Durchschnittsamerikaner steht in direktem Zusammenhang mit ihrem beschleunigten Lebensstil. Hamburger beim Laufen schnappen und mit einer Flasche Soda waschen - was für ein trauriges Syndrom! Und es ist zum Synonym für unsere nationalen Besonderheiten geworden.

Die schädlichen Auswirkungen des Überlebens auf Junk Foods

Versuchen Sie einfach, sich daran zu erinnern, wie viele fettleibige Menschen Sie jeden Tag auf Ihrem Weg zur Arbeit sehen, und Sie werden selbst die schädlichen Auswirkungen des Überlebens von Junk Food sehen. Übermäßige Gewichtszunahme, Lethargie, Verstopfung.... nennt sie und nimmt sie alle auf die Liste der Auswirkungen von Junk Food auf unsere Gesundheit und unser Leben auf.

Wir sind alle Menschen, und manchmal

sehnen wir uns einfach nach einer solchen Mahlzeit. Wir wurden fast kulturell trainiert, so zu essen! Während du deine Gewohnheiten umgestaltest, kann ich fast garantieren, dass dieses Verlangen verschwindet. Einer der Hauptgründe, warum viele Menschen auf diese Weise essen, ist die Bequemlichkeit, und wir alle führen ein so geschäftiges Leben. Überprüfen Sie Ihre Prioritäten!

Überfluss an Junk Food und eine ballaststoff- und feuchtigkeitsarme Ernährungsweise füllt unser inneres System tatsächlich mit Giftstoffen und wenn der Dickdarm jahrelang mit betroffener Fäkalienmasse verstopft ist, können die Giftstoffe nicht aus unserem System entfernt werden, was zu weiteren Verletzungen unserer Gesundheit führt, die sich in diesen körperlichen und geistigen Störungen manifestieren.

Die Bedeutung der Darm-Entgiftung

Jetzt können Sie die Bedeutung der

Darmentgiftung verstehen. Die Entgiftung ist ein Prozess, bei dem Toxine zuerst aus dem Dickdarm und dann aus dem ganzen Körper entfernt, neutralisiert oder umgewandelt werden.

Dabei werden die vom Dickdarm betroffenen Abfälle aus dem Körper ausgeschieden. Colon Entgiftung bedeutet, den Dickdarm zu reinigen, um verhärtete Schichten von Schleimhautablagerungen vom Dickdarm zu entfernen. Jedes Programm zur Entgiftung unseres Körpers beginnt mit der Reinigung des Dickdarms, und das ist nicht ohne Grund.

Der Dickdarm ist der letzte Punkt im Nahrungsmittelverarbeitungssystem unseres Körpers. Wenn dieses Organ voll von Verschwendung bleibt, ist jeder Versuch, andere Organe wie Niere oder Leber zu entgiften, vergeblich, da die dort erzeugten Giftstoffe wieder in Ihr System zurückgeführt werden. Und dann wird Ihr System durch noch schwerwiegendere

Komplikationen bedroht.... wie Krebs oder das Versagen des Immunsystems.

Haben Sie jedoch keine Angst, weil Sie das Gefühl haben, dass Ihr Dickdarm nicht in seinem richtigen Gesundheitszustand ist! Es gibt tatsächlich eine Menge zu tun, um es zum Besseren zu wenden. Mehrere bewährte Methoden während der gesamten Zeit der Darmentgiftung können Ihnen helfen, zu Ihrem vorherigen Gesundheitszustand zurückzukehren und Ihnen zu helfen..... Genießen Sie das Leben in vollen Zügen.

Regelmäßige Darmreinigung

Einlauf, Kräuterergänzung, sauerstoffbasierte Darmreiniger, Darmspülung.... - Sie können von einer Reihe ausgefeilter Darmreinigungstechniken profitieren. Denken Sie daran, dass das Entgiftungsprogramm Ihres Körpers im Dickdarm beginnt und eine regelmäßige Darmreinigung für das allgemeine

Wohlbefinden sorgt.

Fast Food und Milchshakes

Deshalb, wenn Sie sich das nächste Mal an einem jungen Mann fressen, der sich mit Fastfood und Milchshakes vollstopft (ja, auch wenn SIE der Täter sind und ihm all diese "Leckereien" gegeben haben), informieren Sie ihn über ihre schädlichen Auswirkungen sowie über die Vorteile der Darmentgiftung, um den Schaden loszuwerden, den er bereits an seinem System angerichtet hat. Kinder und Jugendliche, die mit dem Wissen um die gesundheitlichen Aspekte der Ernährung aufwachsen, kümmern sich viel eher um ihren Körper, auch wenn sie nicht zu Hause sind, weg von ihrer Hilfe und ihrem Unterricht, und treffen Entscheidungen in einer Welt, die von ihren Altersgenossen unter Druck gesetzt wird.

Denke nur daran, dass nicht alles über Nacht passieren wird und dass es Zeit braucht, bis du eine Veränderung in deinem Leben zum Besseren siehst.

Jetzt ja, ich wünsche dir das Beste für deine Ergebnisse, und denk daran, alles ist praktisch; Theorie ohne Handeln nützt dir nichts. Es bringt alles, was man lernt, in das wirkliche Leben.

Eine große Umarmung, deine Freundin, Jessy!

Übrigens, wenn Sie Ihre Ergebnisse nach und nach erreichen, empfehle ich Ihnen sehr, wenn Sie viel mehr über Entgiftungsmethoden erfahren wollen, empfehle ich Ihnen, dem Buch eines großen Freundes von mir, über "RED TEA DEINTOXICATION TO LOSE WEIGHT", ein Buch, das Ihnen sicher viel auf dem Weg zu "guter Gesundheit" helfen wird. Ohne weiteres können Sie ihn in der Suchmaschine von Amazon finden, als:

"Entgiftung von rotem Tee zum
Abnehmen" oder auf der Suche nach
seinem Namen, als: "Agustin R. Ruiz".....
Ich wünsche Ihnen noch einmal viel Erfolg
bei Ihren Ergebnissen!